Le Pouvoir de

L'Auto-Discipline

Développez Votre Créativité et Votre Confiance en Vous, Exploitez le Pouvoir de Votre Volonté et Atteignez Tous Vos Objectifs

---

Alain Mendoza

Table des matières

Introduction

"La discipline est mère du succès." Eschyle

Ne vous êtes-vous jamais demandé ce qu'aurait pu être votre vie si vous aviez mené ce projet à terme ? Ou si vous ne vous étiez pas contenté de choisir la voie en apparence la plus facile ? Il est en effet bien plus simple de suivre la voie dictée par la société. Nous mettons nos rêves de côté par peur, pour ne pas paraître différent et pour rester dans notre zone de confort.

L'auto-discipline est un moyen pour quitter cette zone de confort et atteindre vos buts tout en restant positif. En exploitant votre volonté à son plus haut niveau, vous vous sentirez motivé et sûr de vous pour aller dans la direction de vos rêves. Vous apprendrez à gérer votre temps, à effectuer les tâches nécessaires afin d'atteindre certains résultats et à vous récompenser en conséquence, tout en augmentant votre confiance et votre estime de vous.

Peut-être vous demandez-vous si vous avez ce qu'il faut pour cela, ou si ça en vaut seulement la peine. Ce sont de bonnes questions. L'auto-discipline n'est pas un processus à prendre à la légère, mais le jeu en vaut la chandelle car les récompenses sont étonnantes. En saisissant le taureau par les cornes et en allant de l'avant pour atteindre vos objectifs et vos aspirations, vous mettez la barre toujours plus haut, pour vous et pour ceux qui vous entourent, et cela vous fait progresser.

En faisant preuve d'auto-discipline, vous deviendrez un modèle et encouragerez les autres à vous suivre dans cette voie. Surtout, vous vous prouverez à vous-même, la personne la plus importante de votre vie, qu'aucun rêve n'est placé dans votre cœur sans que ne vous soit donné la capacité de l'atteindre.

Vous avez tout ce dont vous avez besoin pour devenir la personne que vous rêvez d'être. Apprendre à exploiter le pouvoir de l'auto-discipline augmentera votre capacité innée d'être tout ce que vous choisissez d'être à partir du moment où vous le décidez vraiment, aussi incroyable que cela puisse vous sembler aujourd'hui. Bien que ce ne soit pas la compétence la plus facile à maîtriser, chaque personne possède les qualités de base pour progresser en mettant en œuvre les outils que je vous présenterai dans les chapitres suivants.

Prenez des notes sur un carnet, marquer les sections qui vous semblent importantes pour y revenir plus tard et mettez-vous au travail ! Votre avenir vous attend.

L'Auto-Discipline : son importance et les bénéfices à en retirer

Les bénéfices et l'importance de l'Auto-Discipline

L'auto-discipline est souvent mal interprétée. Elle est considérée comme étant restrictive pour soi-même, voire ennuyeuse. Cela est regrettable, car elle peut être l'un des outils les plus bénéfiques pour atteindre votre but et avoir du succès. Les gens assimilent souvent la discipline à une vie faite de privations et de frustration.

Être capable de se discipliner pour terminer une tâche quand elle doit l'être au lieu de la remettre au lendemain peut en fait être un moyen de revendiquer votre force intérieure. Beaucoup de gens ont peur de prendre le contrôle de leur vie. L'absence d'une compétence telle que l'auto-discipline se fait sentir dans tous les domaines de la vie.

Beaucoup d'autres compétences découlent naturellement de la culture de l'auto-discipline. L'un de ces compétences est la persévérance. La capacité d'accomplir une tâche malgré les difficultés et les revers est un acte de persévérance. L'auto-discipline vous permet de vous concentrer sur la valeur de votre travail malgré tous les obstacles, afin d'atteindre le résultat final que vous souhaitez.

Une autre compétence directement liée à l'auto-discipline est la capacité de ne pas rechercher une gratification instantanée afin de pouvoir atteindre un peu plus tard une récompense encore plus grande.

L'auto-discipline peut revêtir une importance différente dans la vie de chaque personne. Cependant, sans auto-discipline, il y a un certain nombre de choses que vous, en tant qu'individu, ne pourrez obtenir, comme par exemple la tranquillité d'esprit, le sentiment d'accomplissement ou simplement la satisfaction d'avoir réussi à atteindre un objectif.

Afin de renforcer votre capacité à utiliser l'auto-discipline, vous devez faire un effort pour agir contre la tendance qui vous pousse à tout remettre à plus tard ou à satisfaire des envies soudaines, pour une satisfaction ou une gratification immédiate. Autrement dit, essayez de progresser dans le sens de vos objectifs, peu importe ce que vous ressentez sur le moment. Vous vous en féliciterez plus tard.

Les avantages de l'Auto-Discipline

Prendre conscience de l'importance et des avantages de l'auto-discipline est une étape importante pour changer certaines des habitudes que vous avez actuellement. Prendre conscience des avantages de ces changements est aussi un élément très important pour exploiter votre volonté afin d'atteindre vos objectifs, qu'ils soient grands ou petits. Certains de ces avantages peuvent être précisément défini, comme la concentration, le maintien d'un mode de vie sain et actif, la maîtrise de soi ou une meilleure gestion de votre temps et du stress.

La maîtrise de Soi

L'auto-discipline et la maîtrise de soi vont de pair. Bien que les deux ne soient pas synonymes, elles sont corrélées en ce sens qu'en ayant l'une vous cultivez l'autre. Puisque nous parlons de cultiver votre auto-discipline, il est facile de voir que l'auto-contrôle est un sous-produit de vos efforts. Par exemple, en vous disciplinant pour être ponctuel au travail chaque jour, vous aurez besoin de garder le contrôle de vous-même quand on vous demandera de sortir et de veiller tard en sachant que vous travaillez le lendemain.

Bien que rudimentaire, cet exemple est universel. Dans de nombreuses situations, nous devrions toujours agir d'une façon plutôt que d'une autre. La maîtrise de soi est la capacité de prendre une décision et de s'y tenir sachant qu'elle vous aidera à atteindre vos objectifs dans l'avenir. Ces décisions vont très souvent à l'encontre de nos propres désirs immédiats et nous devons alors apprendre à contrôler lesdits désirs afin de progresser dans la vie.

La concentration

Lorsque vous choisissez de vivre une vie auto-disciplinée, vous choisissez de privilégier vos objectifs futurs plutôt que vos désirs actuels. Cela vous donne l'avantage d'être orienté vers un but et de rester concentré. La concentration totale sur une tâche, sur des responsabilités ou sur un objectif vous permet de compléter les tâches nécessaires et de répondre aux obligations sans vous laisser distraire par ce qui vous entoure.

Sans cette focalisation sur vos objectifs, vous pouvez vous

laissez à vos penchants négatifs ou aux caprices de ceux qui vous entourent. Vous avez besoin de rester concentré pour atteindre tous vos objectifs dans la vie, même et surtout les plus ambitieux, afin de ne jamais renoncer à la tâche qui se trouve devant vous.

La concentration sur vos objectifs consiste à ne jamais lâcher jusqu'à ce que vous l'ayez atteint, et à faire tout ce que vous devez faire en ce sens. Ceci est la quintessence de l'auto-discipline. En ne vous laissant influencer par personne, ni par les opinions différentes ou les choix des autres, vous gardez le contrôle de votre attention et cette faculté vous permet d'atteindre tous les résultats que vous voulez.

La gestion du temps

Peu de gens apprécient de suivre un calendrier. L'idée d'avoir quelqu'un pour vous dire quand travailler, quand manger, quand prendre vos pauses, ou même quand aller dormir peut être écrasante et restrictive. Pourtant, en tant qu'adultes, nous permettons tous que cela se produise. Le concept de l'auto-discipline vous donne le pouvoir de faire ces choix pour vous-même tout en sachant que vous allez continuer à faire ce qui est nécessaire pour atteindre le résultat désiré.

La gestion du temps est une compétence que l'on acquière en avançant sur le chemin de l'auto-discipline. Afin de compléter une tâche dans les temps tout en conservant un mode de vie sain et heureux, il est nécessaire de suivre un calendrier. Il est également important d'apprendre à prioriser les besoins des autres, les événements et les obligations pouvant impacter directement vos objectifs. La capacité à gérer votre temps signifie que vous avez appris comment hiérarchiser les multiples domaines de votre vie tout en restant équilibré.

La gestion du stress

Comme pour la gestion du temps, les avantages de la gestion du stress se résument à la façon dont vous décidez que chaque situation peut être et sera traitée. Être employé signifie que vous devez vous plier à d'autres règles que les vôtres, même lorsque vous êtes stressé. Les décisions à prendre à ce moment-là ne vous appartiennent pas. Si pour une raison quelconque vous êtes en désaccord avec les solutions prescrites, cela peut créer un stress pour vous. En étant auto-discipliné vous vous permettez de vous prioriser. Les sentiments personnels, les objectifs et les obligations peuvent vous servir de repères et vous guider dans la façon dont vous choisissez de faire face à toute forme de stress.

Bien que l'exemple précédent soit lié au travail, gardez à l'esprit que la gestion du stress est quelque chose qui se retrouve dans tous les aspects de votre vie. Être auto-discipliné peut conduire à une bien meilleure gestion du stress parce que vous serez en mesure de voir les domaines où vous pouvez vous améliorer et faire des changements en conséquence. Être capable d'identifier et de gérer ce qui vous stresse vous permet de garder votre sang-froid et vous conduit à aller au-delà des difficultés pour atteindre votre plein potentiel.

Rester actif et en bonne santé

Comme nous le savons tous, rester en bonne santé mentalement, physiquement et spirituellement conduit à une vie équilibrée et plus productive. En adoptant un style de vie plus discipliné, vous avez la possibilité de créer de nouvelles habitudes pour une vie plus saine. Basiquement, l'auto-discipline encourage une routine afin de manger à des heures régulières et d'établir des heures fixes pour le repos et le travail.

En réservant les moments nécessaires à ces tâches essentielles, vous adopterez un mode de vie sain qui ne laisse pas de place à la malnutrition, au manque de sommeil, ou au manque d'organisation, tous facteurs responsables de la fatigue et des tâches inachevées.

En développant des habitudes saines tout au long de la journée, vous augmentez également votre enthousiasme et votre joie de vivre. De plus, chaque nouveau changement renforce votre confiance en vous, et celle-ci en retour vous pousse à l'action. L'obtention de résultats positifs vous encourage à continuer, à travailler davantage. Vous court-circuitez ainsi la paresse et l'immobilisme qui consistent à ne rien faire à propos d'une situation, ou pire, à répéter les mêmes choses encore et encore tout en espérant un résultat différent.

Ça ne veut pas dire que toutes vos actions produisent à tous les coups des résultats favorables. Il se peut que certains changements produisent des résultats neutres ou même négatifs. Cependant, en étant discipliné et en gardant intact votre désir et votre volonté d'atteindre votre objectif, vous serez plus enclins à changer de méthode au besoin, afin d'obtenir un meilleur résultat, plutôt que de céder au renoncement et au découragement.

Les caractéristiques d'une personne Auto-Disciplinée

En réalité, chaque personne sur Terre a le potentiel pour s'auto-discipliner. Cependant, afin de réaliser pleinement ce potentiel, il y a quelques traits de caractères qui doivent être cultivés. Il faut pouvoir choisir de dépasser les attentes des autres, y compris celles de nos parents. Ces traits de personnalité sont la patience, de bonnes aptitudes à la communication, un but clair, une vision optimiste de la vie, un esprit ouvert à l'apprentissage et à la nouveauté, et la persévérance. Bien qu'il y ait beaucoup d'autres qualités importantes à cultiver, ce sont les six qui sont les plus précieuses et les plus pertinentes lorsque l'on commence à construire sa confiance en soi par l'auto-discipline.

La vision du but

Un but est une force motrice pour accomplir des changement et donner suite à des idées que nous désirons voir mises en œuvre dans notre vie. Le but ultime est la raison pour laquelle nous avons besoin d'atteindre les objectifs intermédiaires que nous nous sommes fixé. Pour chaque personne, le but caché derrière les actions peut soit être clairet précis, soit confus et entremêlé avec les opinions et les ambitions des autres personnes.

Pour être une personne vraiment auto-disciplinée, la raison pour laquelle vous faites quelque chose doit être plus grande que la peur du rejet, de l'échec ou même parfois du succès. Le but est ce qui permet aux personnes auto-disciplinées de continuer lorsque toutes les autres méthodes échouent.

Si vous êtes confus au sujet de votre propre but, prenez un moment pour évaluer votre vie et réfléchir à l'avenir que vous voulez. Une fois que vous avez une image claire, demandez-vous : « Pourquoi est-ce que je veux cet avenir » ? Un but clair vous rend ferme dans votre décision et ouvert aux diverses possibilités vous permettant d'atteindre vos objectifs.

L'optimisme

En plus de savoir pourquoi vous faites les choses et d'être en mesure de communiquer clairement avec les personnes qui comptent pour vous, vous devez vous rappeler de rester positif. Voir le verre à moitié plein ou à moitié vide peut faire ou défaire votre auto-discipline. En maintenant une attitude positive, vous êtes en mesure de voir les avantages d'être auto-discipliné dans vos actions.

Ce sur quoi vous vous concentrez tend à générer davantage de cette chose. Cela signifie que si vous vous concentrez sur les aspects négatifs d'une décision, vous continuerez à la percevoir négativement et bientôt vous changerez votre plan d'action. Bien qu'il vous arrivera parfois de prendre des décisions qui ne soient pas forcément les meilleures au regard de votre situation, souvenez-vous qu'il n'y a pas de mauvaises décisions. Il y a des décisions productives et d'autres non productives.

Une autre des facettes de l'optimisme est qu'il nous permet de prendre la responsabilité des choix que nous faisons. Les gens qui choisissent de toujours garder une attitude positive dans la vie ne blâment pas les autres pour la façon dont leur vie se déroule. Quand ils sont mécontents d'une situation, ils cherchent une solution et opèrent les changements qui leur permettront de l'améliorer. Par conséquent, l'optimisme conduit à une pensée orientée vers les solutions et à la capacité de changer positivement.

La capacité de communiquer

Une fois que vous avez déterminé votre objectif, l'étape suivante consiste à communiquer sur vos objectifs auprès de ceux qui comptent pour vous. Nous entendons souvent dire que la communication est importante, et en effet il ne faut pas sous-estimer son rôle. Nous devons communiquer le plus possible afin d'augmenter notre productivité. La communication est essentielle lorsque vous voulez obtenir l'aide de ceux qui vous entourent. Si elles n'ont pas une vision aussi claire que la vôtre, elles ne peuvent pas vous aider efficacement. Elles peuvent essayer de vous aider tout de même, mais en utilisant leur propre compréhension de vos objectifs pour ce faire.

La communication est également importante car elle vous permet d'échanger et de recevoir de nouvelles informations et connaissances pour accomplir votre tâche, ou des méthodes éprouvées pour maintenir le cap. En communiquant avec les personnes qui ont vécu des situations semblables aux vôtres dans les domaines où vous voulez vous discipliner, vous vous donner tous les moyens de réussir. Expliquez fréquemment et clairement vos intentions et vos désirs à ceux qui vous soutiennent. N'ayez jamais peur de demander aux autres s'ils comprennent bien ce que vous essayez de leur dire, ou s'ils ont besoin de précisions ou d'éclaircissements.

La patience

Peu importe les qualités que vous avez développées ou les compétences que vous avez perfectionnées, elles ne valent pas grand-chose sans la patience. Le changement ne se produit pas du jour au lendemain, mais c'est la seule chose constante dans la vie. En cultivant la patience, vous développez votre meilleure arme pour devenir plus discipliné. Faire preuve de patience signifie que vous prenez la décision consciente de continuer à travailler jusqu'à ce que vous ayez atteint les résultats que vous désirez.

Nous sentons parfois qu'il suffirait d'une décision rapide pour que nos rêves et nos visions se concrétisent. Cependant, chaque vision nécessite un travail. Certaines visions exigent plus de travail que d'autres. La patience est vraiment une vertu que nous devons cultiver pour rester positif et communiquer nos objectifs aux autres. Toutefois, la patience ne consiste pas à s'asseoir et à attendre que la magie se produise.

La patience est la capacité de reconnaître que *vous* êtes la magie et qu'aussi longtemps que vous travaillerez, elle continuera à se produire. Il faut savoir attendre que vos actions mûrissent, développent de profondes racines et produisent finalement de magnifiques fleurs et de délicieux fruits.

Apprendre de nouvelles compétences

Il n'y a pas d'âge pour apprendre et développer de nouvelles compétences. Le goût de continuer à apprendre tout au long de sa vie est l'un des traits de personnalité les plus essentiels pour la croissance personnelle, l'auto-discipline et l'atteinte de ses objectifs. Il est bien sûr humainement impossible de tout savoir mais une personne sage cherchera de nouvelles façons d'atteindre ses objectifs et de nouvelles idées pour parvenir à contourner les obstacles et à finir ce qu'elle entreprend.

Parfois, la recherche de nouvelles compétences viendra sous la forme d'un mentor. Pour trouver des mentors cherchez quelqu'un qui est réputé et établi dans les domaines où vous avez besoin d'aide. Rappelez-vous que les mentors sont des êtres humains eux aussi. Ils sont souvent imparfait et ont leurs propres bizarreries, qu'ils doivent surmonter. Cela peut vous donner l'occasion d'apporter autant à la relation que vous recevez. Un échange d'idées est un puissant moyen de continuer à apprendre, et de plus en plus.

La persévérance

Chacun des traits de personnalité précédents vous aide à atteindre un point où vous êtes plus à l'aise avec vos choix et les résultats que vous voulez recevoir. Pourtant, nous avons tous des mauvais jours. Quelle sera votre réaction quand rien ne semblera aller selon votre plan pourtant si bien élaboré ? Allez-vous abandonner vos rêves et aspirations ?

Tous les jours, des personnes pourtant bien décidées au départ abandonnent leur rêve parce qu'elles ont subi un échec. Peut-être pensent-elles que les astres ne leur sont pas favorables, que ce n'était pas leur moment de briller ou autres excuses tout aussi fallacieuses.

Les gens optimistes, au contraire, savent que chaque objectif viendra avec sa part de tribulations. Même dans la nature, il y a des jours où le soleil ne brille pas. Tout comme nous avons besoin de la pluie pour arroser les graines qui produiront un jardin de roses, toute lutte va enrichir une compétence ou une idée que vous détenez déjà en vous. Les obstacles sont destinés au renforcement de l'endurance et de la fermeté.

Pour surmonter un défi, nous devons continuer à avancer sur notre chemin, pour accomplir notre destin. Ceci est l'incarnation de la persévérance. Sans la persévérance toutes les autres qualités finissent par perdre leur valeur. Vous devez développer votre capacité de vous battre pour ce que vous voulez. D'une certaine manière, l'auto-discipline est en effet un combat.

Les 5 Piliers de l'Auto-Discipline

Les 5 piliers de l'auto-discipline ont été développés à l'origine par le célèbre blogueur et entrepreneur en développement personnel, Steve Pavlina. Pour poser le décor et afin que vous compreniez d'où lui viennent ses connaissances dans le monde de l'auto-discipline, Steve a été incarcéré dans sa jeunesse et a utilisé ses épreuves et ses expériences pour se recréer et pour devenir une personne plus productive et inspirante.

Depuis, il a écrit plus de 1300 articles sur un large éventail de sujets, incluant l'auto-discipline, la spiritualité, et bien d'autres domaines liés au développement personnel. De grands journaux américains ont parlé du travail de Steve Pavlina, le présentant comme un expert dans son domaine. Nous allons maintenant explorer ces 5 piliers de l'auto-discipline, en y apportant de nouvelles idées.

L'acceptation

L'acceptation se présente sous plusieurs formes. Pavlina soutient la thèse que, tout comme pour le renforcement musculaire, vous pouvez continuer à augmenter votre auto-discipline par un effort conscient et l'expérience directe sur le terrain. Quand il décrit l'acceptation dans le cadre de ses 5 piliers de l'auto-discipline, il se réfère à elle comme à la gratitude pour l'endroit où vous êtes en ce moment, par opposition à l'endroit où vous voulez être. Afin de progresser dans la voie de l'auto-discipline, vous devez d'abord évaluer ce qui vous manque dans la vie, ce qui est inachevé, puis repérer ce que vous faites pour changer cela.

Imaginons que vous réalisiez que vous êtes en surpoids. Le fait de le réaliser n'est pas suffisant, vous devez également reconnaître que c'est quelque chose que vous voulez changer. Si le fait d'être en surpoids est quelque chose que vous voulez changer, vous devez d'abord être honnête avec vous-même. Est-ce que vous mangez trop ? Est-ce que vous abusez des desserts ?

L'acceptation est la reconnaissance des points positifs et des points négatifs de votre situation actuelle. L'idée est que si vous ne pouvez pas entièrement reconnaître où vous en êtes, alors vous n'êtes pas en mesure d'évaluer pleinement par où vous devez commencer pour améliorer la situation. La construction des piliers de l'auto-discipline est comparable à la construction d'un muscle dans votre corps.

Si vous commencez trop doucement, si vous recherchez la facilité, vous ne progresserez pas. De même, si vous êtes trop ambitieux et mettez la barre trop haut, vous ne pourrez pas vous développer à partir de là non plus.

La volonté

L'auto-discipline seule ne vous conduira pas à votre but. Vous avez besoin d'une rampe de lancement pour vous aider à démarrer le processus. Ceci est la base de la volonté. La volonté a une durée de vie très courte et est toujours très efficace pour l'accomplissement des objectifs.

Un moyen facile d'imaginer la volonté est la mise à feu au décollage d'une fusée. En tant que spectateur, nous restons tous assis pour voir si, après la mise à feu, la fusée pourra se rendre dans l'espace. Ce qui suit cette séquence initiale sera discuté plus tard.

Bien gérer la mise à feu signifie bien utiliser et aiguiser votre volonté. En bref, il est possible de tout faire mais pour une courte période de temps. Une fois que le feu de la volonté initiale se réduit, il y a un risque de blocage. Pour éviter cela, opérez de petits changements dans votre environnement.

Par exemple, si vous souhaitez faire de l'exercice tous les matin et qu'habituellement vous vous rendiez quelque part en voiture, essayez d'y aller à pied. Ce simple petit changement peut vous rendre fier, car vous avez commencé à travailler sur votre objectif.

Le travail

Souvent, nous voyons le monde comme une jungle. Et si nous pouvions sortir de cette jungle en mettant un peu plus d'énergie à ne pas suivre les masses et à prendre la route la plus difficile ? Rien de ce qui vaut la peine dans la vie n'est atteint facilement. Le travail est un pilier de l'auto-discipline. L'auto-discipline en elle-même est un travail difficile.

Gardez à l'esprit que le travail dur ne signifie pas que vous vous refusez toujours une récompense immédiate. Il y a des situations où le plus difficile consiste à accepter votre propre succès. Cela est plus évident chez les personnes qui ont peur de la réussite et font de l'auto sabotage dans les situations où elles se sentent mal à l'aise, quand elles réalisent combien elles ont avancé.

Revenons à notre fusée au décollage. Une fois que les propulseurs ont fait leur travail de fournir l'énergie nécessaire au décollage, ils tombent. Telle est la volonté. Elle fait son travail pour vous amener à un point où la force d'inertie devra prendre le relais. C'est là qu'un dur travail est nécessaire.

Bien qu'il n'y ait pas autant de science ni d'effort nécessaires dans le fait de se maintenir en orbite, beaucoup de choses se passent en coulisses. Vous devez préparer votre travail à l'avance ou même vous isoler pour éviter les distractions qui peuvent vous faire dérailler. Le plus important est que vous vous investissiez en effort et en temps afin de poursuivre les progrès que vous avez initiés.

L'image de l'usine

Quand nous pensons à « travail laborieux », très souvent

l'image d'une usine vient à l'esprit. C'est une bonne analogie. Travailler dur signifie faire des choses qui vont au-delà de ce dont vous vous croyez capable. Un travail laborieux implique de compléter les tâches nécessaires aussi souvent et efficacement que possible.

Être laborieux, c'est être tourné vers la tâche à accomplir et concentré sur l'objectif. Comme pour la volonté, vous devez mettre de côté le besoin d'une récompense instantanée pour mener à bien la tâche qui peut sembler de moindre importance ou même inutile. Toutefois, chaque tâche a son propre but et sa place sur la route du succès.

Comme un ouvrier à l'usine, vous devez accepter le facteur temps. Le temps plus vos efforts donneront votre capacité de production. La question est de savoir combien d'efforts vous êtes prêts à fournir pour atteindre vos objectifs. Vous devez définir vos priorités, car la vie ne s'arrête pas parce que vous avez un but.

Pour être productif, vous devez d'abord décider de ce qui est négociable et de ce qui ne l'est pas. Ce sont les domaines de votre vie qui, s'ils ne sont pas réglés, retarderont tous les autres efforts. Si vous avez des enfants, la garde de vos enfants peut être d'une grande importance. Si vous souffrez d'un trouble obsessionnel compulsif, le ménage peut devenir le fléau de votre existence. Peu importe la façon dont vous priorisez votre vie, ce doit être réglé afin de voir les avantages dans les petites choses.

La persistance

La persistance est souvent confondue avec l'entêtement. Ce n'est pas la même chose. Être têtu signifie refuser de renoncer à une idée quel que soit le résultat ou le coût. La persistance consiste à travailler même durant les moments difficiles afin d'atteindre un objectif prédéterminé indépendamment de tout revers.

Lorsque vous essayez d'analyser votre propre persistance, il est important de considérer si vos actions vous poussent en direction de votre objectif initial. Si c'est le cas, la question suivante à laquelle vous devez répondre est « vos objectifs sont-ils les même » ?

Le fait est que nous changeons en vieillissant, que le changement est inévitable. Il y aura des moments où vous aurez à prendre la décision difficile d'abandonner votre plan d'action initial s'il ne correspond plus à vos objectifs du moment. Si toutefois, vos objectifs n'ont pas changé alors vous devez avoir la capacité de vous en tenir au plan, indépendamment de votre détresse émotionnelle et traverser les périodes les plus difficiles pour atteindre votre but.

On s'entraîne !

La Méthode SMART

Nous croyons tous que nos objectifs sont valables. « Je veux acheter une maison ». Cet objectif semble valable pour la plupart des gens ; cependant en tant qu'objectif c'est incomplet. SMART est un acronyme qui résume la façon dont vous devriez définir vos objectifs afin de vous assurer que vous atteindrez les résultats exacts que vous envisager. SMART signifie Spécifique, Mesurable, Acceptable, Réaliste et Temporellement défini.

Exercice:

Pour chaque objectif que vous définissez, prenez le temps de répondre à chacune de ces questions, puis réécrivez l'énoncé de votre but. Par exemple, l'objectif précédent « Je veux acheter une maison » deviendrait « Je veux acheter une maison de 4 chambres dans la banlieue pour 200 000 € d'ici Noël ». A partir du moment ou Noël ne tombe pas la semaine prochaine, cet objectif répond à toutes les exigences SMART.

Trouver un partenaire

Les objectifs sont bien moins amusant sans quelqu'un avec qui les partager. Plus important, les objectifs ne se réalisent jamais si nous nous trouvons constamment des excuses pour ne pas faire le travail. Le partenariat est un outil qui peut être utilisé pour vous garder sur la bonne voie quand vous n'êtes pas motivé pour travailler ou vous entraîner.

Exercice:

Le plus courant consiste à trouver un ami qui a des objectifs similaires. Si vous essayez de perdre du poids, cela peut être beaucoup plus facile si au cours d'une sortie au restaurant votre ami opte avec vous pour une salade à la place de la pizza et des glaces. Quand vous travaillez sur des buts plus professionnels, vous pouvez également utiliser les services d'un coach qui pourra vous aider à dépasser vos blocages et à passer au niveau suivant.

Si ces options vous semblent trop personnelles, utilisez des sites comme Stickk. Ce site vous permet d'associer la réalisation de vos objectifs à un enjeu financier. Autrement dit, il vous met la pression au portefeuille. Il vous permet également d'impliquer des amis et de la famille dans vos progrès. Pour certains, cette méthode est très motivante !

Choisissez la méthode qui vous convient le mieux et tenez-vous y. Si vous vous relâchez, votre partenaire sera là pour vous le rappeler et vous remotiver.

Les tentations

Les tentations sont différentes pour tout le monde. En fonction de votre objectif leur suppression peut être facile ou vous sembler être le processus le plus difficile que vous ayez jamais connu. Toutefois cela doit être fait pour atteindre vos plus hauts niveaux de productivité.

Exercice:

Cherchez où vous passez votre temps libre. Sur la plupart des smartphones par exemple, vous pouvez suivre votre activité. Passez-vous la majorité de votre journée sur YouTube ou Facebook ? Si oui, êtes-vous capable de ne pas vous connecter ? Sinon, vous pouvez utiliser l'application

StayFocusd. Cette application va bloquer les sites Web choisis, ceux qui vous distraient le plus, pour la période de temps que vous définissez. Si votre téléphone est le problème, mettez-le en mode avion.

Utilisez votre calendrier ou un agenda électronique et notez le fait qu'à telle heure, vous devez travailler. Quand il s'agit de ne pas rater le début du match ou de votre série préférée, vous savez respecter un horaire et vous précipiter chez vous, non ? Faites pareil quand il s'agit de travailler pour atteindre votre objectif. C'est un événement qui ne peut être oublié et donc mettez-vous au défi de ne rien laisser, ni personne, se mettre sur le chemin de votre succès.

Brûler vos vaisseaux !

Tous les bâtiments ont des issues de secours. De même, nous aimons l'idée d'avoir une issue de secours, une voie de sortie, une échappatoire. Mais si vous avez un objectif SMART et un partenaire pour vous aider à traverser les périodes difficiles, avez-vous vraiment besoin d'une voie qui vous autorise à prendre la fuite ? La réponse est non.

Exercice:

Brûlez vos vaisseaux ne veut pas dire quitter votre travail ou proclamer que vous n'avez pas besoin d'aide pour réussir. Le défi ici est de dire aux autres ce que vous faites et de leur donner une date. En faisant cela, vous ne vous laissez aucune possibilité d'échapper aux objectifs que vous avez établis.

Si vous voulez perdre du poids, planifiez un voyage ou une sortie à la piscine qui vous obligera à montrer votre nouveau corps. Ensuite, dites-le à tout le monde. Vous pouvez également acheter une tenue pour une soirée qui est une taille plus petite et envoyer des photos de ce que vous envisagez de porter. Non seulement cela vous rendra responsable devant d'autres personnes, mais cela limitera votre volonté de revenir en arrière.

Commencez par ce qui vous déplaît

Comme nous l'avons vu précédemment, la volonté n'est pas efficace sur le long terme. Elle n'est vraiment utile que pour une courte période de temps. Voici un défi qui tire profit de cette particularité.

Exercice :

Si l'on vous présentait une assiette contenant votre aliment favori, puis que l'on vous disait que vous devez aussi manger les légumes qui l'accompagnent (et que vous n'aimez pas trop), que devriez-vous faire ? Vous devriez commencer par ces derniers et c'est la même chose quand il s'agit d'achever ses tâches.

Le matin étant le moment où nous avons le plus d'énergie et d'inspiration, il est préférable d'utiliser cette période de la journée pour terminer la tâche qui nous parait la moins attrayante. Vous vous sentirez beaucoup plus serein en sachant que ce n'est plus sur votre liste de choses à faire.

La règle des 5 minutes

La règle des 5 minutes stipule simplement qu'une fois lancé, vous allez rester en mouvement. Il suffit de commencer.

Exercice:

Tout comme vous devriez commencer votre journée avec la tâche la plus difficile, il y a des jours où rien n'est fait parce que vous n'avez même pas l'envie nécessaire pour terminer la première tâche. Le défi est de commencer malgré tout et de régler la minuterie sur 5 minutes. Que ce soit facile ou difficile, vous devez commencer à l'heure dite. Souvent, le simple fait d'avoir commencé une tâche vous donne envie de la terminer, puis de passer à la suivante. Par conséquent, vous vous retrouvez à travailler bien au-delà des 5 minutes initialement prévues.

Cela contribue à diminuer le sentiment de culpabilité lié à l'inaction et le transforme en un sentiment croissant d'accomplissement. Terminer une tâche nous aide à nous sentir bien, et nous devons créer des routines qui vont continuer à générer cette émotion positive. Et si par hasard vous n'y êtes vraiment pas et que vous arrêtez à l'issue des 5 minutes, vous pourrez tout de même éprouver une certaine fierté, à savoir que vous avez au moins commencé à travailler sur votre projet.

Simplifiez !

Simplifier votre vie peut prendre de nombreuses formes. Pour une mère de famille, cela peut signifier préparer les dîners de la semaine le dimanche et apprendre aux enfants à les réchauffer, pour qu'elle puisse continuer à être productive par ailleurs. Pour une personne qui n'a pas beaucoup de temps le matin, ce peut être préparer ses vêtements la veille et planifier son itinéraire pour éliminer l'énergie inutile dépensée à essayer de résoudre ces problèmes à la dernière minute.

Exercice:

Créez de nouvelles habitudes. Une habitude est une action ou une réponse naturelle et non-planifiée à quelque chose. Par exemple, nous nous arrêtons au feu rouge. Personne n'a à nous dire de nous arrêter (enfin normalement!). C'est quelque chose d'automatique, que nous sommes habitués à faire sans même y réfléchir.

Ceci élimine le stress lié à la prise de nouvelles décisions. En créant des routines, vous pouvez éliminer une partie du stress lié à l'accomplissement des choses simples qui sont nécessaires pour continuer à progresser vers vos objectifs.

Peurs et problèmes courants liés à l'Auto-Discipline

La peur de l'échec

Pour beaucoup, la peur de l'échec est une grande source de motivation. Nous en revenons aux vaisseaux brûlés dont nous parlions plus haut. La pensée des conséquences en cas d'échec est si contraire à vos objectifs que vous travaillez deux fois plus dur pour faire ce que vous devez faire.

Pourtant, pour certaines personnes, la peur de l'échec est un moyen de dissuasion complète. L'idée de ne pas atteindre le succès escompté peut les stopper, voire les paralyser. Dans ce cas, le remède le plus simple contre la peur de l'échec consiste à se servir de deux sentiment : la passion et le regret.

Lorsque vous avez une passion pour quelque chose de nouveau, ou l'envie d'apporter quelque chose au monde d'unique que vous seul pouvez créer, la pensée que cela pourrait ne jamais se produire parce que vous avez peur d'échouer peut vous attrister. Lorsque la crainte du regret est supérieure à la peur de l'échec, vous êtes prêt à agir malgré tout. Chaque échec n'est rien de plus qu'une expérience d'apprentissage. Avec le pouvoir de l'auto-discipline, la nécessité de pouvoir accomplir vos objectifs apparaît évidente.

Les distractions

Les sources de distraction sont nombreuses, quasi-omniprésentes de nos jours, à tel point que des applications dédiées ont été développées spécialement pour vous empêcher de vous égarer. Encore faut-il que vous vous en serviez.

Beaucoup de gens vous diront de tout simplement succomber à vos envies et de vous distraire. Parfois, c'est effectivement la chose à faire. Bien que cela puisse sembler contre-productif, la réalité est qu'il y aura des périodes où regarder la télévision peut tout simplement être la meilleure idée du moment.

Vous devez être discipliné et travailler, mais parfois vous devez également savoir lever le pied. Afin de vous engager pleinement dans vos objectifs quand c'est nécessaire, il est important de vous permettre certains moments d'évasion.

Toutes les distractions ne sont pas mauvaises. Certaines permettent de se recentrer et de nous souvenir comment et pourquoi nous avons initialement créé tel ou tel but. Cela peut être très gratifiant et vous aider à progresser.

Traverser les moments difficiles

Tout le monde traverse des moments difficiles. Même si vous avez un partenaire pour vous épauler, certains jours vous ne voudrez rien faire, ou même tout envoyer promener. Peut-être êtes-vous fatigué, vous voulez rester au lit, ou aller flâner dans les rues, passer plus de temps avec votre famille... Essayez d'identifier vos faiblesses. Une fois que vous pouvez admettre où il y a une faiblesse, vous avez la possibilité de vous tenir un discours différent au sujet de votre situation.

Habituellement, lorsque nous nous parlons à nous-même, nous le faisons d'une manière négative. Cependant, vous pouvez voir toute situation plus positivement, ce qui peut vous pousser en avant et ramener un sourire sur votre visage. Utilisez ces moments pour vous rappeler où vous étiez et où vous prévoyez d'aller. Cela peut être très motivant pour traverser les moments de faiblesses et arriver de l'autre côté.

Une autre méthode est d'avoir une affirmation énergique qui vous rappelle combien vous êtes fort et heureux de faire votre travail pour atteindre vos objectifs.

« Je suis un être phénoménal. J'ai la capacité de rester pleinement concentré. Je termine toutes les tâches nécessaires avec facilité ».

La procrastination

La procrastination n'est pas le plus beau mot du dictionnaire. Planifier votre travail et travailler votre plan faciliteront la lutte contre l'apparition initiale de la procrastination. Cependant, quand cela ne fonctionne plus, vous avez besoin d'employer des tactiques de guérilla. Tout le monde veut travailler pour une récompense immédiate. Pour certains, la récompense signifie plus de temps sur Facebook tandis que pour d'autres, ce peut être une nuit hors du travail.

L'idée est de vous préparer à remplir un certain nombre de tâches productives pendant la journée. Quand il semble que vous ne pouvez pas vous concentrer sur ce qui doit être fait, vous devez vous rappeler de ce que vous allez manquer si votre travail n'est pas terminé. C'est un outil puissant, parce qu'au lieu de laisser quelqu'un d'autre contrôler à quel moment vous recevez les récompenses pour votre travail, cet aspect est laissé à votre seule appréciation.

S'accorder du temps pour Soi

Travailler sur un objectif peut être difficile lorsque vous enchaînez très vite les tâches que vous devez accomplir. Toutefois, afin de continuer à être productif, vous devez vous allouer suffisamment de temps pour prendre soin de toutes les facettes de votre être. Cela comprend vos besoins mentaux, physiques et spirituels.

Cela donne un sentiment incroyable que d'avancer vers son objectif en enchaînant les tâches, mais une des plus grandes menaces pour l'auto-discipline est le « burn out ». Quand cela arrive, même la persistance et la persévérance ne peuvent vous aider. Si vous ne laissez pas votre esprit, votre corps et votre âme se recharger, vous vous rendez un mauvais service.

Prévenez cet état de fait en programmant du temps pour

vous. Bon nombre des personnes ayant réussi dans la vie s'adonnent à un rituel matinal comme la méditation, la lecture d'un livre inspirant ou toute forme d'exercice. Non seulement cela fait démarrer leur journée sur une note positive, mais prépare aussi leur esprit pour le travail.

Une autre façon de lutter contre le burn-out, est d'inclure dans votre agenda des activités qui vous apportent de la joie. Cela peut être une promenade dans un parc une fois par semaine pour vider votre esprit, ou une fête d'anniversaire. Peu importe ce qui vous apporte de la joie, assurez-vous de l'inclure dans votre agenda pour éviter une rupture dans votre progression.

Les personnes négatives

Les personnes négatives sont des gens dont nous espérons de tout notre cœur qu'ils ne nous approchent pas lorsque nous sommes dans un mauvais jours. Ce sont des personnes qui vous tirent vers le bas et les défenseurs de la médiocrité. Vous pouvez simplement les ignorer si vous le pouvez. Cependant, il y a des situations où ces personnes sont proches de nous, plus que de simples collègues ou des lointaines connaissances.

Si par malheur vous avez une personne négative dans votre entourage, assurez-vous de limiter les informations que vous lui donnez. Il a été constaté que, sans la négativité pour se nourrir, ces gens ont peu d'impact dans votre vie quotidienne. Ils n'attendent que l'occasion de s'immiscer dans votre bulle. Ne leur donner pas cette occasion. Restez positif autant que possible. Trouvez des façons différentes d'exprimer vos émotions.

Au lieu de dire que vous avez eu une mauvaise journée, dites plutôt que vous avez eu à relever quelques défis, mais que c'est ce qui vous garde motivé. Vous ne mentez pas, et vous ne leur donner pas l'occasion de juger vos progrès et de vous faire sentir combien c'est difficile.

Conclusion

Les différentes sections que nous venons de couvrir ne sont qu'une fraction de l'information que vous pouvez trouver sur le thème de l'auto-discipline, de la volonté et de la productivité. Cependant, j'espère avoir su approcher d'une manière simple ce qui est nécessaire pour réussir.

Si l'information présentée ici a su capté votre attention et peut vous accompagner durant votre vers le but que vous aurez choisi, alors je ne l'aurais pas fait en vain. N'oubliez pas que la peur de l'échec et la procrastination peuvent tuer votre motivation, mais avec les outils donnés, vous trouverez qu'il y a tellement d'avenues pour continuer à lutter pour le meilleur que vous avez à offrir. Vous êtes productif, vous avez la volonté irrésistible et vous êtes auto-disciplinés.

Pour terminer, si vous avez aimé ce livre, voudriez-vous prendre quelques minutes pour laisser un commentaire sur Amazon ! Celait me ferait vraiment plaisir et m'aiderait à continuer à écrire !

Merci !

www.ingramcontent.com/pod-product-compliance
Lightning Source LLC
Chambersburg PA
CBHW071254280526
45788CB00004B/1710